TIME FOR KIDS

Bueno para mí
Querer

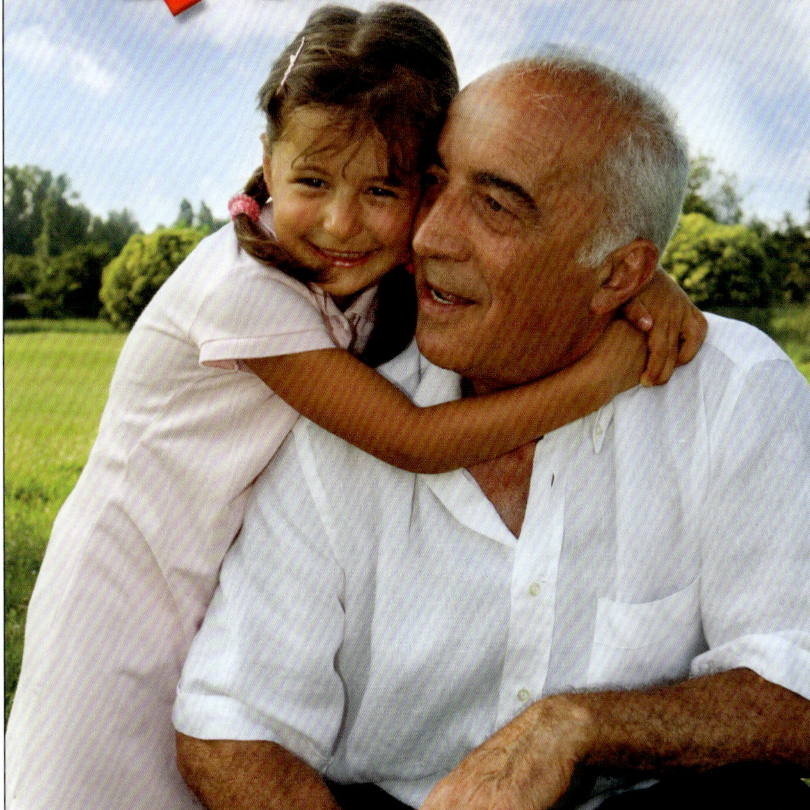

Sharon Coan

Créditos de publicación

Rachelle Cracchiolo, M.S.Ed., *Editora comercial*
Conni Medina, M.A.Ed., *Gerente editorial*
Jamey Acosta, *Directora de contenido*
Dona Herweck Rice, *Realizadora de la serie*
Robin Erickson, *Diseñadora de multimedia*

Créditos de publicación: Portada, pág. 1 ©iStock.com/naphtalina; pág. 3 ©IStock.com/Monkey Business Images; pág. 4 ©iStock.com/woogies1; pág. 5 ©MBI/Alamy; pág. 6 ©iStock.com/Whitney Lewis Photography; pág. 8 ©iStock.com/Sakdawut Tangtongsap; pág. 9 ©iStock.com/Martinan; pág. 10, 12 ©iStock.com/EVAfotografie; todas las demás imágenes de Shutterstock.

Teacher Created Materials
5301 Oceanus Drive
Huntington Beach, CA 92649-1030
http://www.tcmpub.com

ISBN 978-1-4938-3034-3

Printed in China WAI002

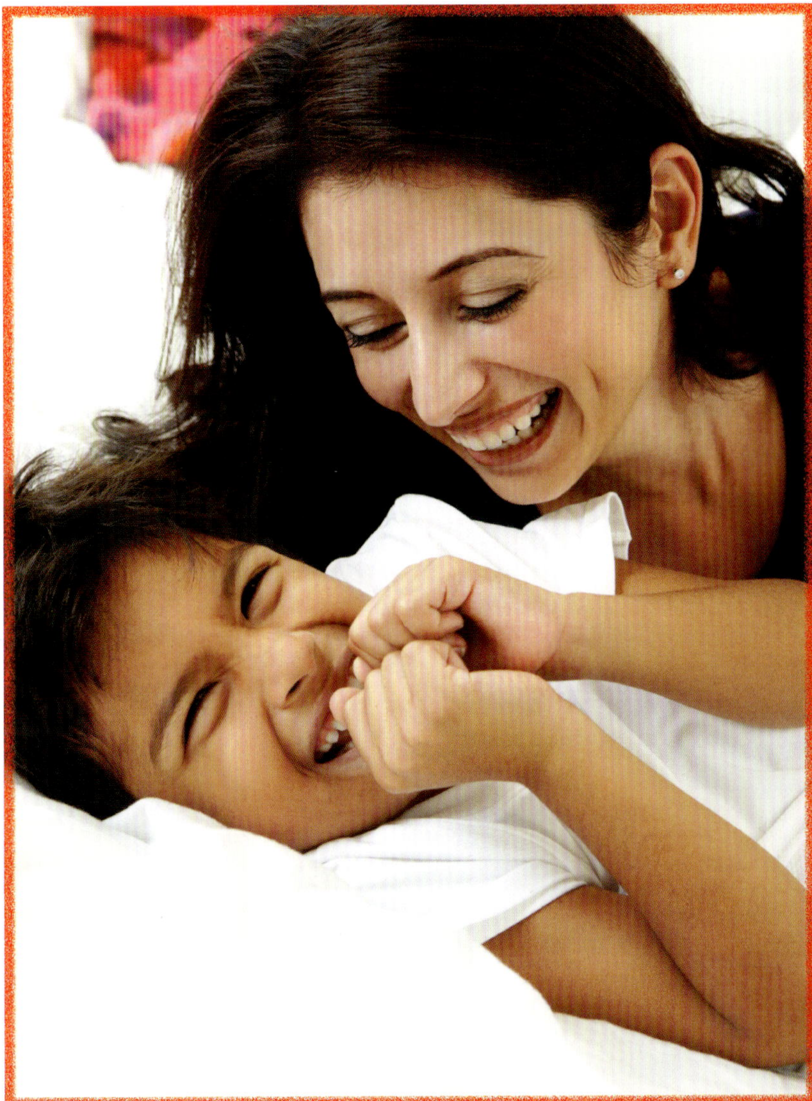

Yo te quiero.

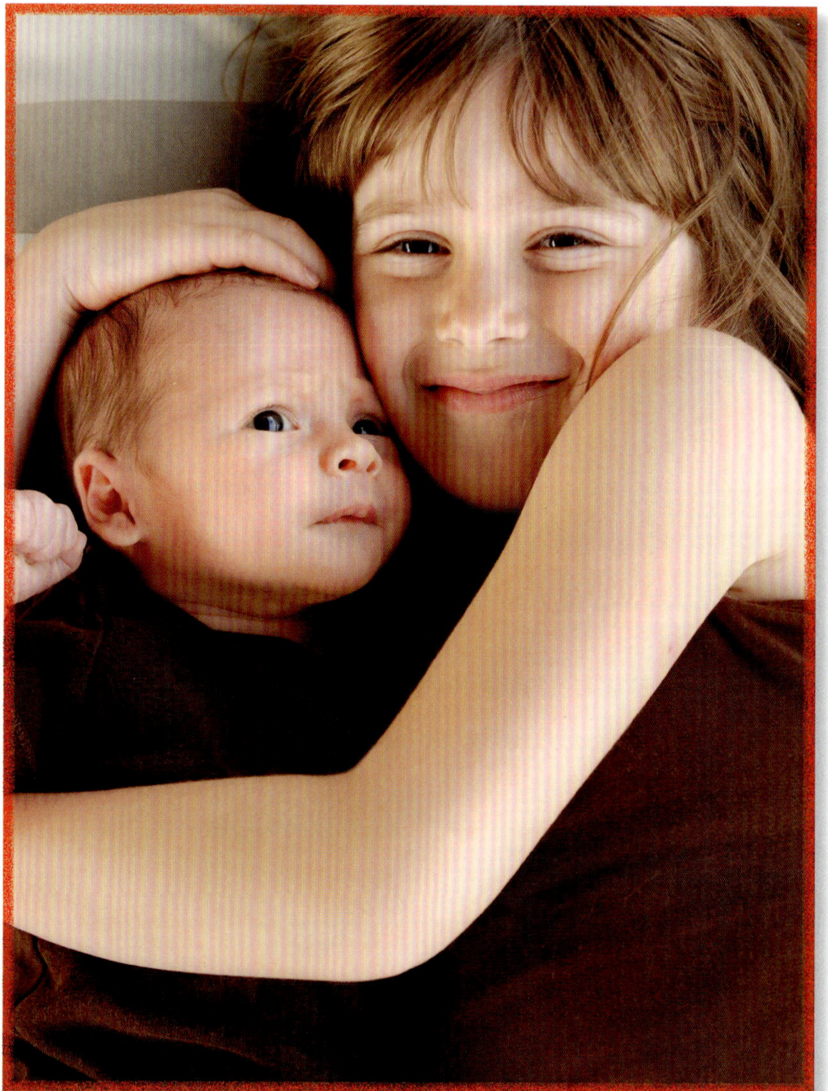

Yo te quiero.

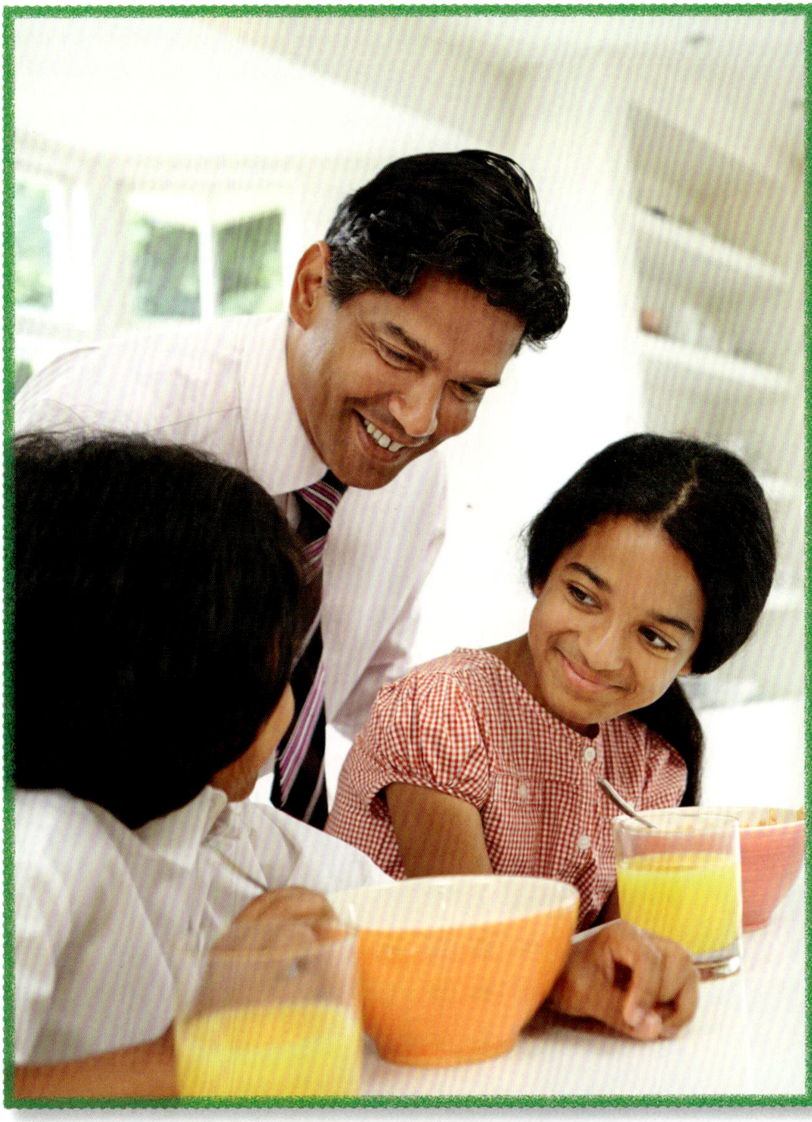

Tú me quieres.

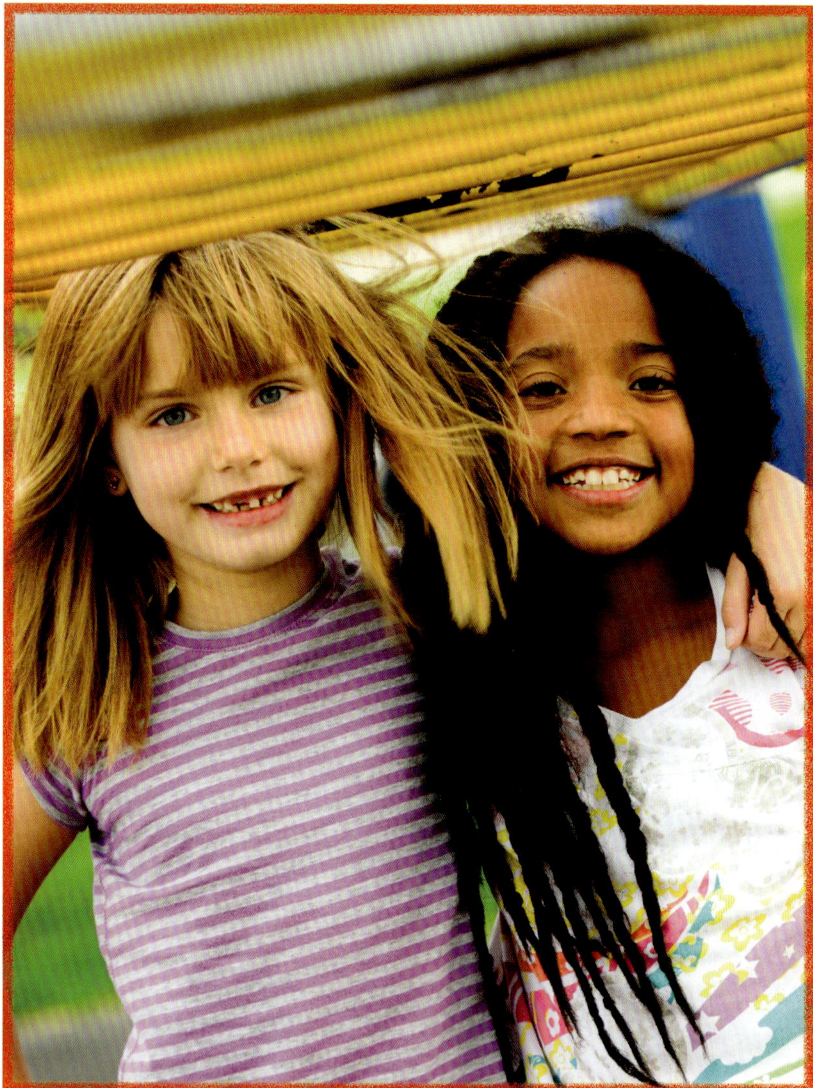

Yo te quiero.

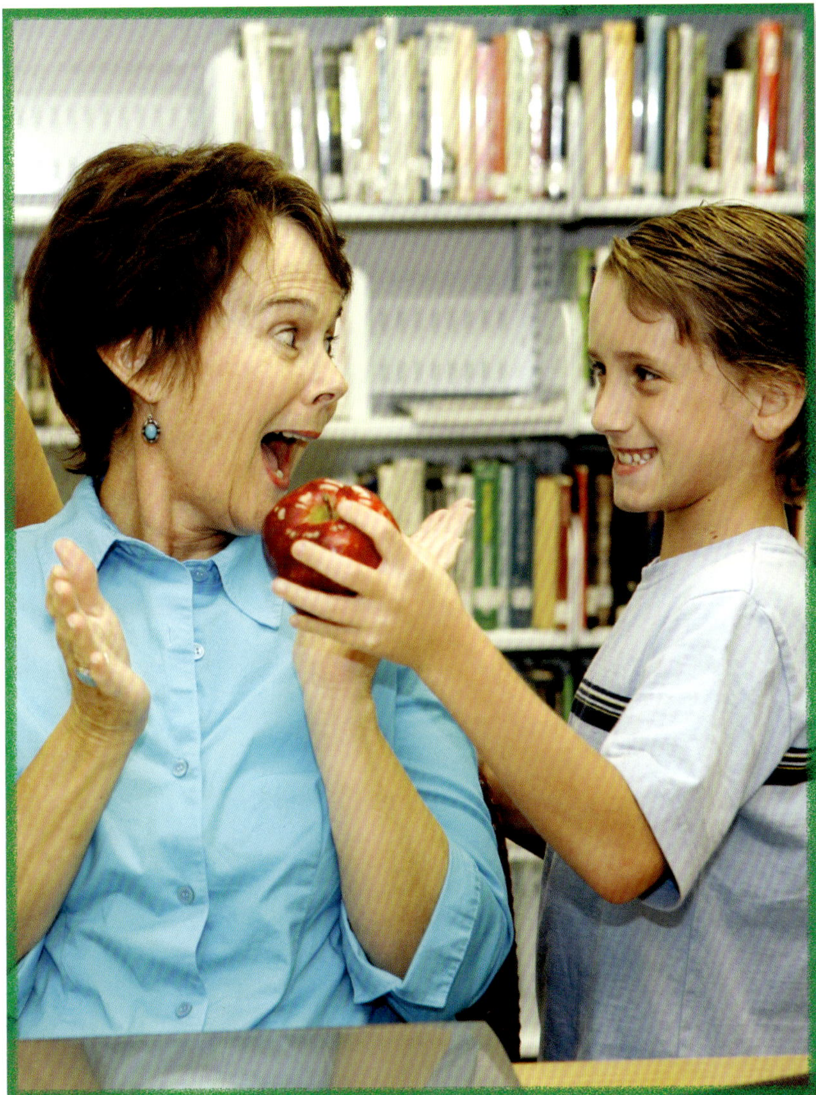

Tú me quieres.

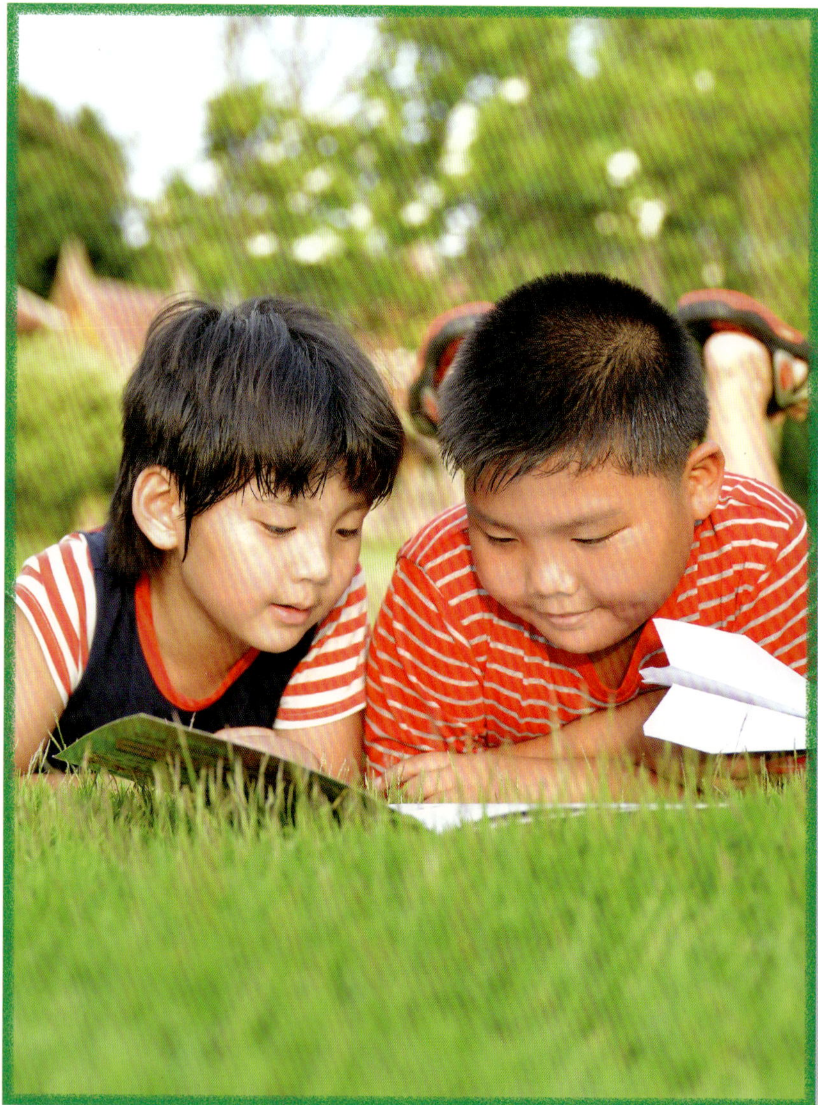

Yo te quiero.

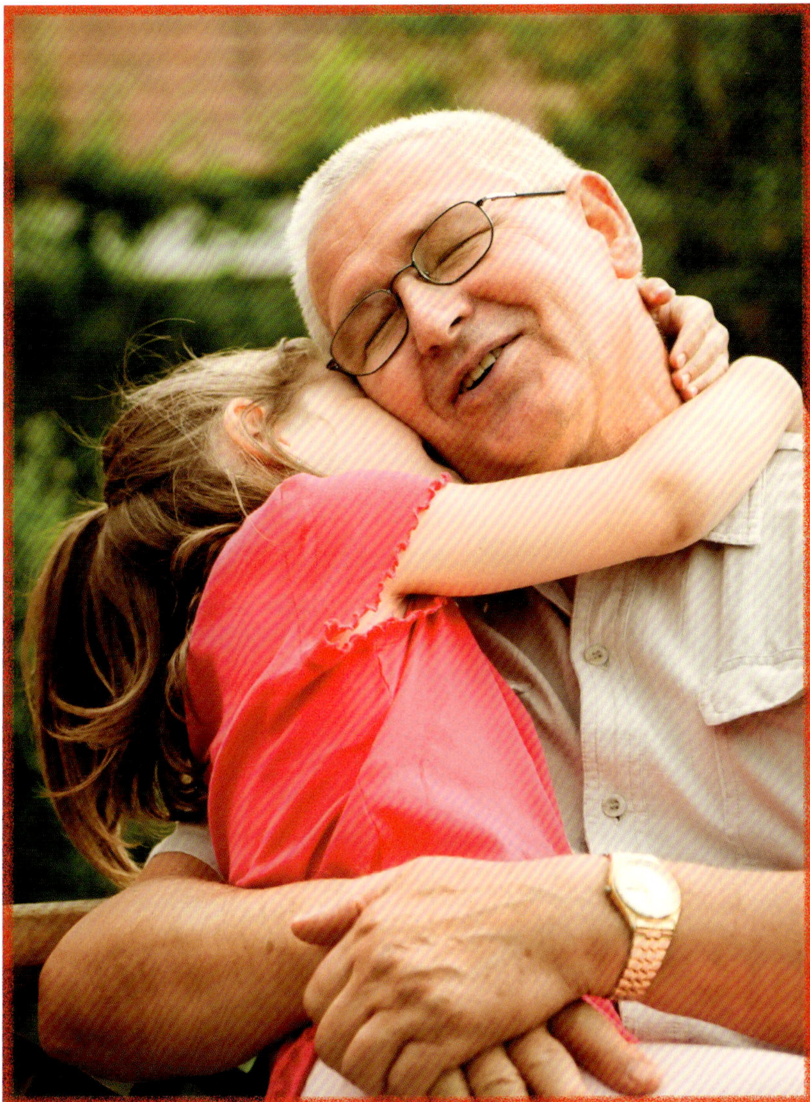

Tú me quieres.

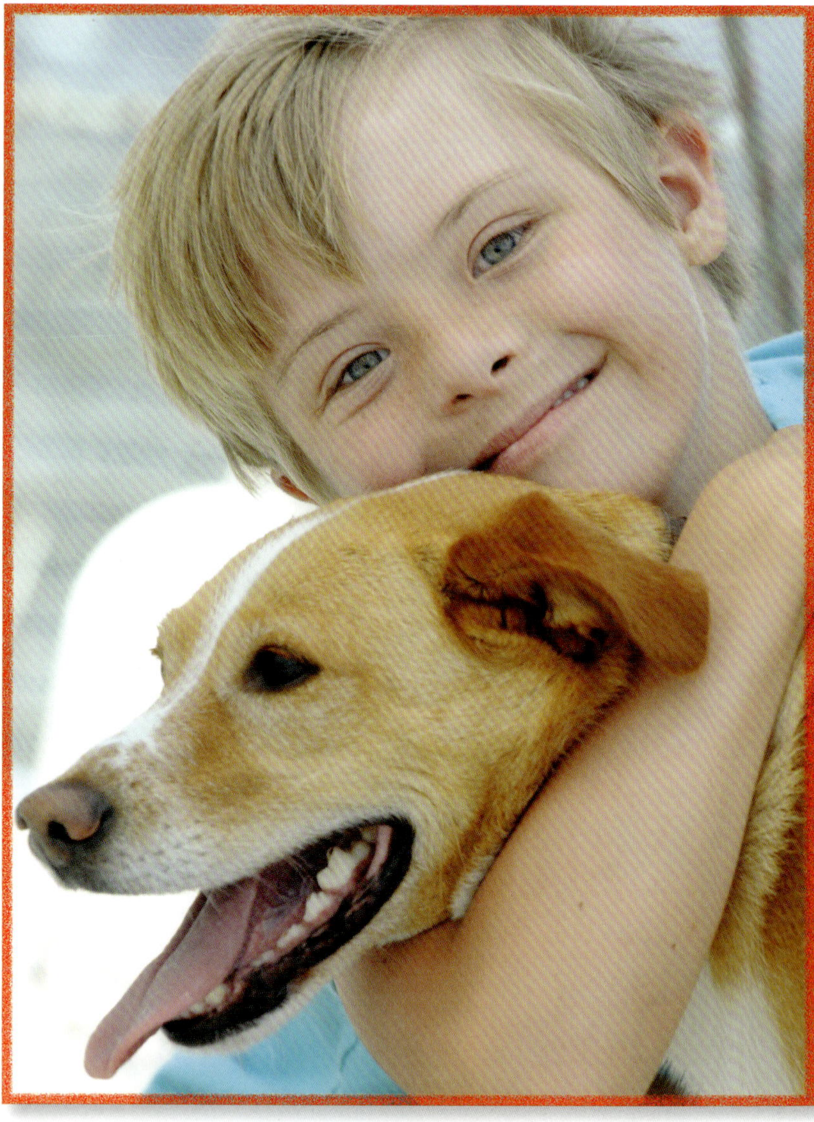

Yo te quiero.

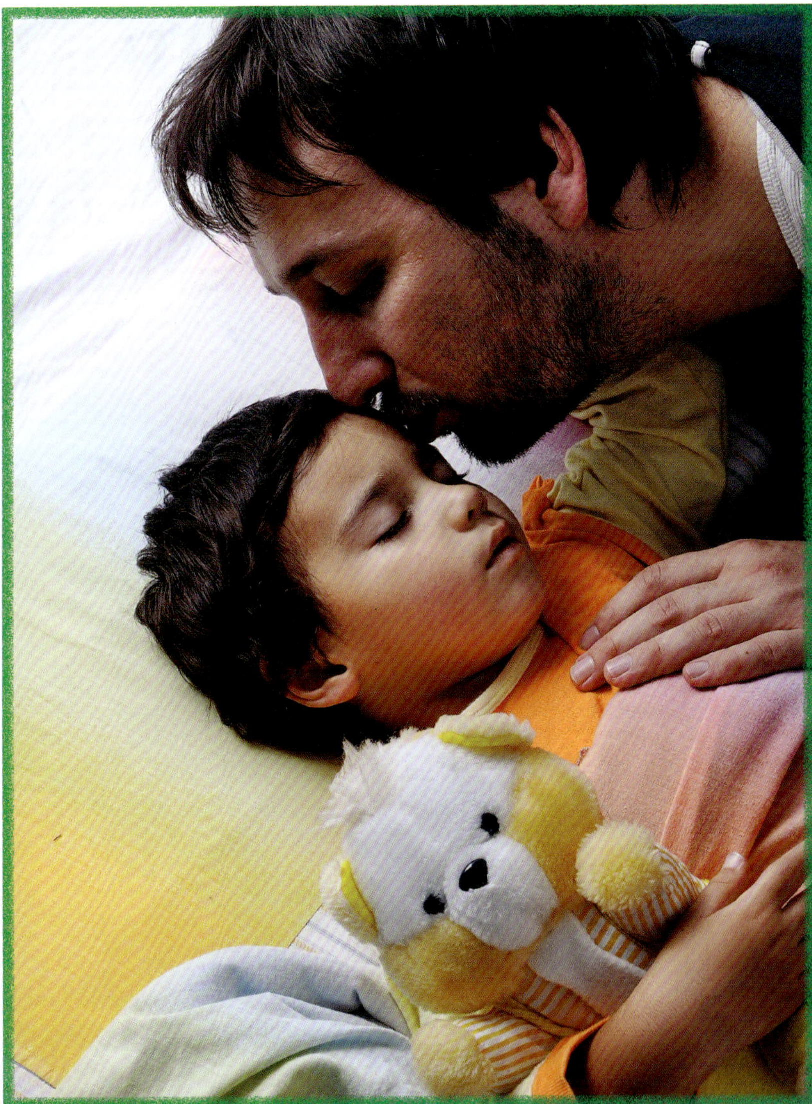

Tú me quieres.

Palabras para aprender

querer

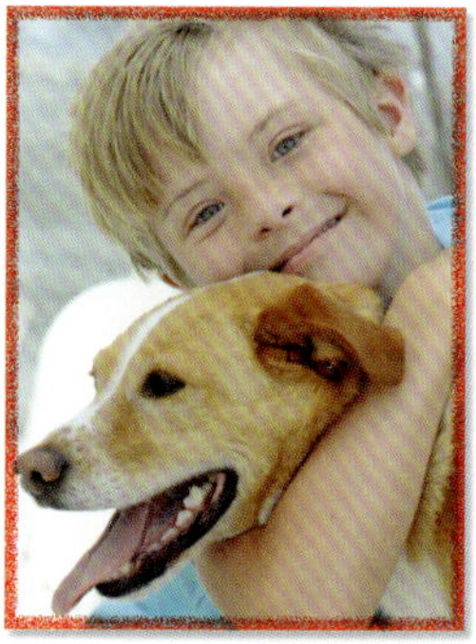